BEI GRIN MACHT SICH IHR WISSEN BEZAHLT

AF145639

- Wir veröffentlichen Ihre Hausarbeit, Bachelor- und Masterarbeit

- Ihr eigenes eBook und Buch - weltweit in allen wichtigen Shops

- Verdienen Sie an jedem Verkauf

Jetzt bei www.GRIN.com hochladen und kostenlos publizieren

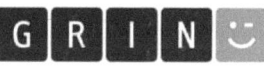

Bibliografische Information der Deutschen Nationalbibliothek:

Die Deutsche Bibliothek verzeichnet diese Publikation in der Deutschen National-
bibliografie; detaillierte bibliografische Daten sind im Internet über http://dnb.d-
nb.de/ abrufbar.

Impressum:

Copyright © 2017 GRIN Verlag, Open Publishing GmbH
Druck und Bindung: Books on Demand GmbH, Norderstedt Germany
ISBN: 9783668436268

Dieses Buch bei GRIN:

http://www.grin.com/de/e-book/358886/gesundheitsfoerderung-und-praevention-
im-kindergarten

Melissa Oelze

Gesundheitsförderung und Prävention im Kindergarten

GRIN Verlag

Deutsche Hochschule für

Prävention und Gesundheitsmanagement

Hermann Neuberger Sportschule 3

66123 Saarbrücken

Einsendeaufgabe

Fachmodul: Gesundheitsförderung und Prävention in Lebenswelten

Studiengang: Gesundheitsmanagement

Datum
Präsenzphase   **05.12.2016 – 08.12.2016**

Name, Vorname: Oelze, Melissa

Studienort: **Saarbrücken**

Semester: **5**

Inhaltsverzeichnis

1 Analyse der Ausgangssituation

1.1 Rahmenbedingungen

Das Setting, für welches im weiteren Verlauf praxisrelevante Handlungsansätze zur Gesundheitsförderung identifiziert werden, ist eine Kindertageseinrichtung.
Die Tageseinrichtung wird durch den Elternverein betrieben und hat ihren Sitz in X. Neben
der Kindergrippe gibt es zusätzlich den Kindergarten,
welche sich die gleichen Räumlichkeiten des ursprünglichen Waisenhauses teilen. Die
Kindergrippe umfasst eine Gruppe mit 25 Kindern im Alter von 3-6 Jahren und wird von 3 Fachkräften als auch einer Anerkennungspraktikantin betreut. Die
Kindergrippe besteht aus 10 Kindern im Alter von 1-3 Jahren und
wird ebenfalls von 3 Fachkräften und einer Praktikantin beaufsichtigt. Geöffnete ist die
Einrichtung Montag bis Freitag von 6:30 Uhr bis 17:30 Uhr, wonach sich auch die Arbeitszeiten der Mitarbeiter richten.

Tab1: Rahmenbedingungen

Name	XY
Art der Institution	Kindertagesstätte, aufgeteilt in Kinderkrippe und Kindergarten
Standort	X
Träger	Elternverein
Größe der Institution/ Anzahl der Kinder	Aktueller Stand: 35 Kinder
Gruppen	Kindergrippe: Kindergarten:
Öffnungszeiten/Arbeitszeiten	Montag- Freitag: 6:30 Uhr bis 17:30 Uhr

1.2 Personengruppen im gewählten Setting

Im oben genannten Setting sind folgende Personengruppen integriert:

→ Erzieherinnen/ Kinderpflegerin

→ Anerkennungspraktikantin/ Praktikantin

→ Reinigungskraft

→ Kinder

→ Eltern (ehrenamtliche Arbeit)

Die Erzieherinnen und Kinderpflegerinnen sind wie oben erwähnt in zwei Gruppen aufgeteilt, 3 von ihnen sind in der Kindergrippe tätig und die anderen 3 im Kindergarten. Dabei arbeitet die Kinderpflegerin gruppenübergreifend und orientiert sich situationsbedingt. Die Anerkennungspraktikantin unterstützt die Kindergrippe und ist auf Vollzeit eingestellt. Da sich Aufgabenfelder innerhalb des Personals überschneiden, werden alle als eine zentrale Personengruppe dargestellt.

Zusammengefasst besteht das Team aus 8 Frauen, welche Kindergarten und Kindergrippe anleiten. Das Alter der Frauen liegt zwischen 20 und 50 Jahren. Folgende Tätigkeiten sind von den Erzieherinnen zu erfüllen:

- Betreuen und Anleiten der Kinder

- Wickeln

- Unterstützung beim Essen, füttern der Kleinkinder

- Diverse Küchenarbeiten (Essen richten, Spülmaschine ausräumen)

- Gemeinsames Spielen, Basteln, Durchführen von Angeboten (Jahreszeiten), Stuhlkreis

- Pädagogische Aufgabenfelder: Elterngespräche, Elternabende, individuelle Beobachtungen der Kinder, Anwesenheitsliste

- Büro und Schreibarbeiten (Aufgabenfeld der Leiterin)

Besonders auffällig und Rückenschmerzen fördernd ist das ständige Herumtragen der Kleinkinder, welche natürlich intensiver betreut werden müssen. Als Folgerung erschließt sich eine steigende Gefahr für Haltungsschäden und andere muskuläre Beschwerden. Eine weitere Gefahr birgt sich für Erzieherinnen die besonders groß sind, da unergonomische Bewegungen und Gelenkprobleme Konsequenzen sein können.

Zusätzlich verbringen die Erzieherinnen wöchentlich einige Zeit auf den für die Kinder ausgelegten Stühle (kleine Kinderstühle), um z. B. einen Stuhlkreis zu betreuen und anzuleiten. Dabei ist ihre Körperhaltung über einen längeren Zeitraum sehr unnatürlich und schädigend für die komplette Wirbelsäule. Betrachtet man den Betreuerschlüssel für die Kinder, so fällt auf, dass sich eine Erzieherin gleichzeitig um mehrere Kinder kümmern muss. Demnach kann es zu häufigen Stresssituationen führen und als Grundlage von psychischen Krankheiten dienen. Gerade dann, wenn ein Kind eine einzelne Betreuung benötigt (Schürfwunde, Windel wechseln, Bauchschmerzen etc.) hat eine andere Erzieherin noch mehr Kinder zu beaufsichtigen und somit auch eine größere Verantwortung. Dauerhaft wird die zentrale Personengruppe „Erzieher" überfordert und ist einem nicht zu verachteten Stress ausgesetzt. Darüber hinaus sind organisatorische Planungen und Elternabende/ Elterngespräche sehr zeitintensiv und erfordern eine hohe Akzeptanz gegenüber Überstunden. Ein weiterer Punkt ist die hohe Ansteckungsgefahr für die Erzieher, da diese im ständigen Kontakt mir Kindern sind. Intensiviert wird die Ansteckungsquote durch den engen oder sogar körperlichen Kontakt mit den Kindern. Ein Teufelskreis, bei dem sich Erzieher bei den Kindern anstecken und die Kinder wiederum bei den Erziehern.

Als zweite zentrale Personengruppe im Kindergarten, werden die Kinder dargestellt. Je nach Gruppe sind die Kinder 1-3 Jahre alt (Kindergrippe) oder 3-6 Jahre alt.
Damit die Kinder schon früh mit einem geregelten Tagesablauf
konfrontiert werden, gibt es für jeden Tag einen grob festgelegten Tagesablaufplan:

Tab. 2: Tagesablaufplanung Kindergarten

Montag	→ Kinderkonferenz → Turnen/ Spielen → Resilienztraining (Vorschulkinder) → Vorlesestunde
Dienstag	→ „Waldtag" → Angebot von Praktikantin → Basteln → Vorlesestunde
Mittwoch	→ „Müslitag" → Sprachförderung → Bastelangebot
Donnerstag	→ Turnen/ Rhytmik → Ausflug → Volesestunde → Förderung der Schulanfänger (nach Be darf)
Freitag	→ Freies Spiel (Spielzeug, Brettspiele) → Bewegungserziehung

Zu erwähnen ist ebenfalls die Konzeption des Kindergartens, welche folgende pädagogische Ansätze und Besonderheiten aufweist:

→ Großzügige Bewegungsmöglichkeiten und vielseitig Spielangeboten/anregungen

→ Kooperationen mit Vereinen (Vergünstigungen)

→ gezielte Sprachförderung

→ Übernachtungen der Vorschulkinder im Kindergarten

→ Vorschulerziehung einer Lehrerin

→ Spezielle Förderung des Sozialverhaltens, der Sprache, der mathematisch- naturwissenschaftlichen Erziehung als auch der Fein- und Grobmotorik

→ Hygiene und Sauberkeitserziehung

→ Umwelterziehung

→ Zusammentreffen von Kindergarten und Kindergrippe

→ Große Außenanlage mit diversen Spielangeboten

→ Ausflüge in den Wald/ Naturverbundenheit

Anhand den täglichen Strukturen im Kindergarten und den pädagogischen Ansätzen, lassen sich die gegebenen Alltagssituationen der Kinder ableiten. Hierbei ist deutlich zu erwähnen, dass ansteckende Krankheiten wie Windpocken und der Befall von Läusen ein ständiges Thema sind. Dies wiederum bedeutet eine erhöhte Ansteckungsgefahr unter den Kindern selbst.

Des Weiteren kann der „Müslitag" nur als ungenügend bewertet werden, da auch in einem anscheinend „gesunden Müsli" viel Industriezucker stecken kann. Eltern geben hierbei ihren Kindern Müsli mit in den Kindergarten und schauen nicht ausreichend auf die Inhaltsstoffe. Konsequenz ist ein „ungesundes" Müsli, welches nicht förderlich für eine ausgewogene Ernährung ist. Ein weiteres kontraproduktives Verhalten stellt das mitgebrachte Essen von zu Hause dar, welches ebenfalls reich an ungesunden Lebensmittel sein kann. Dies wirkt sich natürlich negativ auf das Essverhalten der Kinder aus, denn nicht jedes Elternteil hat ausreichend Hintergrundwissen über ausgewogene und altersgerechte Ernährung.

Ein sehr positiver Punkt ist das Turnen, da sich die Kinder hierbei austoben können und sich bestenfalls genügend bewegen. Dennoch ist nicht genau ersichtlich in wie weit sich jedes Kind einzeln bewegt. Dies ist natürlich wieder sehr individuell und lässt keine pauschale Aussage festlegen.

1.3 Analyse gesundheitsbezogener Daten

Damit eine Gesundheitsförderung im Setting Kindertagesstätte durchgeführt werden kann, ist es von hoher Wichtigkeit die aktuelle Datenlage der Gesundheitssituation beider zentraler Personengruppen in der Tageseinrichtung zu kennen.

1.3.1 Gesundheitsbezogene Daten für Erzieherinnen und Erzieher

Nach Angabe diverser Krankenkassen, ist die Anzahl der Arbeitsunfähigkeitstage im Beruf des Erziehers in den letzten Jahren progressiv gestiegen. So verzeichnet die Barmer GEK 2013 in ihrem Gesundheitsbericht 2014 in Niedersachsen insgesamt 2.196 Arbeitsunfähigkeitstage (AU), was wiederum 12,3 AU-Tage pro Krankheitsfall ausmacht (2013) (Gesundheitsreport 2014 Niedersachsen Barmer GEK, 2014). Ebenfalls konnte die Techniker Krankenkasse (2014, S.107) im gleichen Jahr 14,7 AU Tage bei den Männern und 18,9 AU Tage bei den Frauen in der Berufsgruppe „Erziehung, soziale und hauswirtschaftliche Berufe, Theologie" erfassen (Techniker Krankenkasse, 2013).

Die 18,9 AU Tage sind unter anderem aufzugliedern in „psychische Störungen (4,1 Tage) und Krankheiten des Atmungssystems (3,3 Tage) (Grobe, 2013).

Im Vergleich mit anderen Bereichen des öffentlichen Dienstes heben sich die krankheitsbedingten Fehlstunden der pädagogischen Fachkräfte stark hervor (Mauz, Schumann, Viernickel & Voss, 2014). Die häufigste Begleiterscheinungen des pädagogischen Berufes sind Muskel-Skelett-Erkrankungen, wobei Leitungskräfte meist noch mehr davon betroffen sind. Weitere nennenswerte Erkrankungen sind die der Atemwege als auch neurobiologische und sensorische Erkrankungen. Beschwerden des Verdauungssystems (Magen-Darm-Beschwerden) und psychische Störungen (Depressionen/ Burnout) gehören ebenfalls zu den Folgeerkrankungen. Weniger betroffen sind pädagogische Fachkräfte von Hormon- und Stoffwechselerkrankungen sowie Haut oder Herz-Kreislauf-Erkrankungen. Stark auffällig sind allerdings die Beschwerden über Kreuz- und Rückenschmerzen wie auch Nacken- und Schulterschmerzen (Mauz, Schumann, Viernickel & Voss, 2014). Diese Beschwerden entstehen durch Tragen und Heben der Kinder als auch durch das unergonomische Sitzen auf Kinderstühlen. Zusätzlich werden die Beschwerden durch ungewohnte Rotationskräfte provoziert. Ein weiterer bedeutungsvoller Punkt ist der Faktor Stress und Überforderung der Erzieher, welcher nicht selten durch psychonervale und sozialkommunikative Anforderungen evoziert wird. Weitere Folgen von psychischen Problemen sind Stimmprobleme, Magen-Darm-Probleme, Kopfschmerzen, Erschöpfung, Müdigkeit, Schlafstörungen, Konzentrationsbeschwerden, Nervosität und erhöhte Reizbarkeit (Albrecht et al., 2008). Betrachtet man also die gesundheitliche Ausgangssituation der Erzieherinnen und Erzieher am Arbeitsplatz, wird bewusst, wie viele Faktoren einen negativen Einfluss auf die Gesundheit haben. Settingspezifische Haupterkrankung sind Beschwerden im Muskel-Skelett-System , deren Ursprung aber vielseitig ist. Hinsichtlich dieser gesundheitlichen Gefährdung, ist es von hoher Wichtigkeit einen rückenfreundlichen Arbeitsplatz zu gestalten und Räume die zur Entspannung der Mitarbeiter dienen, zu stellen (Albrecht et al., 2008).

1.3.2 Gesundheitsbezogene Daten der Kinder

Ein sehr ernstzunehmender gesundheitlicher Risikofaktor bei Kindern im Alter der 3-6 jährigen stellt das Thema Übergewicht und Adipositas dar. Laut einer Studie des Robert Koch Institutes (KiGGS) sind ganze 9,1% übergewichtig und rund 2,9% adipös. Geschlecht und Sozialstatus beeinflussen dieses Gesundheitsverhalten drastisch, wobei Mädchen einen höheren Risikofaktor an Übergewicht zu erkranken, aufweisen. Je niedriger der Sozialstatus einer Familie, desto höher ist auch das Entstehen von Übergewicht und Adipositas bei Kindern (Bergmann et al., 2008). Ein weiterer Aspekt wie Migrationshintergund begünstigt ebenfalls das Entstehen von Übergewicht (Kurth et al., 2008).

Die am häufigsten auftretenden Krankheiten laut des Robert Koch Institutes bei Kindern im Alter von 3-6 Jahren (letzten 12 Monate; Stand 2008) sind: Erkältungen (93,9%)und Magen-Darm-Infektionen (58,9%). Akute Bronchtis, Mittelohrentzündung und Mandelentzündung zählen ebenfalls zu den häufigsten Krankheiten (altersbezogen) (Bergmann et al., 2008). Dabei wurden die Daten unabhängig von Kindern im Kindergarten erhoben. Dennoch ist die Ansteckungsgefahr, innerhalb des Kindergarten und den damit verbundenen Kontakt zu anderen Kindern, deutlich größer. So traten Windpocken und Scharlach bei 61,3% und 18,8% bei den 3-6 jährigen auf (Bergmann et al., 2008).

Darüber hinaus ergeben sich weitere gesundheitliche Schwierigkeiten im Vorschulalter wie Defizite der motorischen Entwicklung, Bewegungsmangel, verzögerter Spracherwerb, Hörstörungen, Sehstörungen, psychische und psychosomatische Störungen, Unfälle, erhöhtes Auftreten von Kopf-, Bauch-, oder Rückenschmerzen als auch der Anstieg von chorischen Krankheiten und Allergien (Pott, 2002). Um Übergewicht und Adipositas entgegenzuwirken, wäre es von Vorteil schon recht früh „Bewegung" in den Alltag der Kinder zu integrieren und es als festen Bestandteil einzubauen. Dabei kann nicht nur der Gesamtenergiebedarf gesteigert werden, sondern auch die motorische Leistungsfähigkeit und die allgemeine Fitness verbessert werden (Robert-Koch-Institut, 2008).

Hervorzuheben ist auch die hohe Unfallquote in Kindergärten und den damit verbundenen gesundheitlichen Folgeerscheinungen, denn fast jeder fünfte Unfall (Altersgruppe der 3-6 Jährigen) geschieht in einer Kindertageseinrichtung. Auf Grund dessen, ist es notwendig, Unfälle präventiv zu vermeiden damit die Kinder vor Verletzungen geschützt werden können (Saß, Poethko-Mülle & Rommel, 2014).

Zusammenfassend wird deutlich, dass sich im Setting Kindergarten ein großer Bedarf zur Gesundheitsförderung und Prävention ergibt, da Erzieherinnen und Erzieher sowie Kinder starken gesundheitlichen Risiken ausgesetzt sind. Des Weiteren ist es wichtig, ein Bewusstsein dieser Gegebenheiten zu schaffen und umgehend Lösungen zu erstellen.

1.4   Ableitung von Handlungsschwerpunkten

Aus den herausgearbeiteten gesundheitsbezogen Daten wird deutlich, welche Risiken sich für Kinder und pädagogische Fachkräfte im Alltag eines Kindergartens ergeben.. Deshalb werden im weiteren Verlauf für beide Personengruppen zwei zentrale Handlungsschwerpunkte für Maßnahmen der Gesundheitsförderung und Prävention aufgezeigt und begründet.

Handlungsansätze für Erzieherinnen und Erzieher:

1.   Reduktion arbeitsbedingter Gesundheitsprobleme wie Kreuz-, Rücken-, Nacken- und Schulterbeschwerden.

→ Unter 1.3 wurde klar verdeutlicht, dass pädagogische Fachkräfte verstärkt unter Muskel-Skelett-Erkrankunken (Kreuz-, Rücken-, Nacken- und Schulterbeschwerden) leiden. Basierend auf dieser Tatsache, ist es von hoher Bedeutung spezifische Rückenschulungen durchzuführen und wöchentliche Trainingseinheiten anzubieten. Aufbau dieser Schulung wären Theoriemodule (Grundkenntnisse über den Aufbau der Wirbelsäule, Muskeln etc.) sowie alltagsnahe Praxismodule (Krafttraining, Dehnübungen, Erlernen von richtigem Heben/Tragen, Bücken). Dabei werden Problemsituation analysiert und Lösungsvorschläge geliefert.

Dieser Handlungsansatz soll einen weiteren Anstieg von Muskel-Skelett-Erkrankungen/Beschwerden vermeiden und präventiv eingreifen. Des Weiteren soll es zur Schmerzlinderung dienen und zu einem uneingeschränkten Arbeiten ohne Schmerzen verhelfen. Durch die Kräftigung der Rückenmuskulatur wird ein langfristiger Erfolg generiert (Regelmäßigkeit).

2. Reduktion psychischer Erkrankungen (Depressionen, Burnout-Syndrom) und psychosomatischer Beschwerden

→ Durch den zu hohen Lärmpegel und den häufigen Stresssituationen im Kindergarten können auf Dauer psychische Probleme entstehen. Oftmals sind Magen-Darm-Probleme, Kopfschmerzen, Erschöpfung, Müdigkeit, Schlafstörungen, Konzentrationsprobleme, Nervosität und eine erhöhte Reizbarkeit Konsequenzen psychischer Überlastung. Wird dem nicht entgegengewirkt, besteht eine höhere Gefahr an einem Burnout-Syndrom zu erkranken. Als Maßnahme eignet sich Entspannung in Form von Angeboten wie Yoga oder progressive Relaxation. Ein externer Raum, in dem die Erzieher zur Ruhe kommen können wäre zusätzlich von Vorteil. Hierbei können sie dem Stress entkommen und für kurze Zeit entspannen.

Generell sollten aber auch Abläufe besser strukturiert werden und gegebenenfalls auf mehrerer Personen aufgeteilt werden. Somit werden den Erzieher psychisch nicht überlastet.

Eine Gesundheitsförderung im Setting Kindertagesstätte ist für die Erzieher von hoher Wichtigkeit, denn sie tragen die Verantwortung für die Kinder und haben auf der anderen Seite eine Vorbildfunktion. Ist eine ausreichende Belastbarkeit der pädagogischen Fachkräfte nicht gewährleistet, ist die Sicherheit der Kinder gefährdet.

Um die Kindergärten zu erhalten, müssen die wenigen gut ausgebildeten Erzieher meist viele Überstunden leisten und werden einem Dauerstress ausgesetzt (Buhse, 2014). Wird dieser Stress nicht reduziert, kann eine Arbeitsunfähigkeit die Folge sein. Das Personal wird also weniger und die Arbeit immer mehr wodurch auch die Belastung der einzelnen Erzieher steigt. Zusätzlich orientieren sich Studenten und Lehrlinge innerhalb anderen Berufsfelder der Pädagogik und bleiben nicht mehr in Kindertageseinrichtungen (Buhse, 2014). Ergebnis sind immer älter werdende Erzieherinnen und Erzieher und kaum neue Berufseinsteiger. Da ältere Erzieher auch anfälliger für Krankheiten und gesundheitlichen Problemen sind, ist der Bedarf einer settingspezifischen Gesundheitsförderung und Prävention von hoher Notwendigkeit.

Handlungsansätze für die Kinder:

1. Angepasste, ausgewogene und gesunde Verpflegung der Kindergartenkinder

→ Gerade im frühen Alter ist es wichtig die Essgewohnheiten der Kinder positiv zu beeinflussen um langfristigen Erfolg im Lebenslauf zu haben. Dabei kann den Kindern durch farbenfrohes Obst und Gemüse ein ein ansprechendes Bild vermittelt werden. Durch das Mithelfen/Zubereiten der Mahlzeiten kommen die Kinder auch in Kontakt mit der Ursprungsform der Lebensmittel und lernen die verschiedenen Sorten an Gemüse/Obst kennen. Hierbei wird auch der eigentliche Geschmack der Lebensmittel wahrgenommen und nicht durch Fertigprodukte verfälscht. Essen und Trinken steht hierbei im Fokus von Genuss. Die Kinder sollten auch lernen, dass Appetit nicht gleich Hunger ist und es auch Regeln während dem Essen gibt. Ebenfalls ist eine Ernährungskunde (Kindgerecht) angemessen um den Kindern zu vermitteln woher die Produkte stammen um ein Bewusstsein für Lebensmittel zu erzeugen.

Grundsätzlich sollte Mahlzeiten im Kindergarten gemeinsam zubereitet werden und auf die Qualität der Lebensmittel geachtet werden. Des Weiteren ist eine ausgewogene Auswahl der Lebensmittel unvermeidlich.

2. Förderung gesundheitsorientierter körperlicher Aktivität im Kindergarten

→ Wie auch eine ausgewogene Ernährung, spielt das Bewegungsverhalten im frühen Alter eine entscheidende Rolle für die weitere Entwicklung des Kindes und wirkt Übergewicht entgegen. Demnach ist es förderlich im beschriebenen Setting eine Prävention von Bewegungsmangel durchzuführen. Hierfür kann der Wochenplan optimiert werden und feste „Bewegungphasen" eingeplant werden. Bewegungsmaßnahmen können zum Beispiel „Waldtage", Spiel im Freien (Seilspringen, Spingspiele, Ballspiele) und Turnen sein. Dabei sollte den Kindern spielerisch ein Bewegungsangebot vermittelt werden. Zusätzlich können Kooperationen mit anderen Vereinen der Stadt genutzt werden, um den Eltern die Möglichkeit zu bieten ihr Kind auch außerhalb des Kindergartens zu fördern bzw. für Bewegung zu motivieren.

2 Schwerpunktthema für ein Projekt zur Gesundheitsförderung im gewählten Setting

Im weiteren Verlauf wird nun für die 8 pädagogische Fachkräfte im Kindergarten ein Projekt zur Gesundheitsförderung vorgestellt. Hierbei stehen die Erzieherinnen als zentrale Personengruppe im Fokus, da sie mit den Kindern die größte Personengruppe darstellen. Des Weiteren ist es wichtig, die noch vorhandene gut ausgebildeten Fachkräfte zu unterstützen und ihre Beschwerden zu lindern bzw. präventive Maßnahmen zu ergreifen um. Zusätzlich tragen die Erzieherinnen viel Verantwortung für die Kinder und sind für deren Gesundheit zuständig. Demnach ist eine Gesundheitsförderung in dieser Kindertageseinrichtung von großer Bedeutung.

Das Projektthema orientiert sich dementsprechend nach den gesundheitlichen Schwächen der Erzieherinnen.:

→ Reduktion arbeitsbedingter muskuloskelettaler Gesundheitsprobleme in Bezug auf Kreuz-, Rücken-, Nacken- und Schulterschmerzen.

Unter Punkt 1.3.1 wird deutlich ersichtlich, dass Muskel-Skelett-Erkrankungen eines der häufigsten Beschwerden von Erzieherinnen und Erzieher sind. Aus diesem Grund ist ein rückenfreundliches Arbeiten von hoher Notwendigkeit. Hierbei sollen spätere Folgen wie Haltungsschäden vermieden werden und die Belastung während der Arbeit möglichst gering gehalten werden. Die Arbeitnehmerinnen sollen dabei unterstützt werden ihren Rücken zu kräftigen und ein rückengerechtes Verhalten zu erlernen und umzusetzen.

Aktuell haben fünf von den acht Erzieherinnen regelmäßige Beschwerden über Rücken- und Schulterschmerzen, welche im Ruhezustand als auch bei Belastungen im Kindergarten auftreten. Zusätzliche klagen drei von den Fachkräften über Kopfschmerzen, die vom Rücken hoch in den Kopf ausstrahlen. Alle weiteren Erzieherin haben kaum oder gar keine Rückenbeschwerden. Allerdings trainiert die Anerkennungspraktikantin regelmäßig im Fitnessstudio und betreibt aktiv Krafttraining (Ganzkörpereinheiten). Zusammenfassend leidet mehr als die Hälfte der Angestellten unter akuten Rückenbeschwerden, was wiederum auf die spezifische Tätigkeiten innerhalb des Kindergartens zurückzuführen ist. Daraus ergibt sich folgende Zielsetzung:

Den Arbeitnehmerinnen soll eine Arbeit ohne gesundheitliche Einschränkungen gewährleistet werden um möglichst lange und beschwerdenfrei den Beruf des Erziehers ausüben zu können. Als gesundheitsfördernde Maßnahme ergeben sich Kräftigungsübungen für den gesamten Oberkörper. Hierbei liegt der Fokus auf dem Rücken. Zusätzlich werden Lockerungs- und Dehnübungen gezeigt, welche ebenfalls fester Bestandteil des Projektes sind. Als Räumlichkeit bietet sich hierfür der kleine Gymnastikraum an, welcher mit Therabänder ausgestattet werden kann. Den Erzieherinnen wird angeboten, auch nach ihrer Arbeitszeit im Gymnastikraum für ihre Übungen zu nutzen. Da Fehlhaltungen nicht nur während der Arbeit auftreten, sondern auch im Alltag, ist es wichtig auf alltägliche Fehlhaltung zu verweisen und diese zu korrigieren bzw. rückenfreundlich zu gestalten. Diese Lösungsansätze wirken verhaltens- sowie verhältnispräventiv. Hierbei spielt die Anerkennungspraktikantin eine motivierend Rolle und zeigt auf, welche positiven Konsequenzen eine Krafttraining mit sich bringt.

Die oben aufgeführten Ziele dienen zur Verringerung von Muskel-Skelett-Erkrankungen als auch zur Präventionsmaßnahmen von Haltungsschäden o.ä. Erzieherinnen die keine Beschwerden aufweisen, sollen demnach präventiv trainieren um auch zukünftig ohne Probleme uneingeschränkt arbeiten zu können.

3 Recherche Modellprojekt

Tab. 3: Interventionskonzept (Sinn-Behrendt, Bopp, Sica, Bruder, Ellegast & Burford, 2014)

Titel	Ein Interventionskonzept zur Reduzierung physischer Belastung am Arbeitsplatz „Kindertagesstätte"
Projektlaufzeit	Informationen zur Projektlaufzeit sind nicht aufgeführt
Initiatoren	A. Sinn-Behrendt, V. Bopp, L. Sica, R. Bruder, R. Ellegast, E. M. Burford
Durchführung (Institutionen)	→ Institut für Arbeitswissenschaft → Technische Universität Darmstadt → Institut für Arbeitsschutz der Deutschen Gesetzlichen Unfallversicherung
Ausgangssituation	→ Körperliche Ansprüche von Erzieherinnen und Erzieher wie z.B: Fehlhaltung bzw. ungünstige Körperhaltung während der Arbeitszeit durch Fehlen geeigneter Arbeitsmittel/ Hilfsmittel.

	- Schweres Heben/ Tragen
	- Dauerhafter Lärm und Sprechbelastung
	
	Folgen:
	
	→ Rückenschmerzen/
	   akute Verspannungen
	→ Nervosität
	→ Kopfschmerzen
	→ Stress oder andere
	   Begleiterscheinungen des
	   Burnout-Syndroms
	→ Zunehmende Belastungssituation
	   am Arbeitsplatz „Kindertagesstätte"
	   (Anzahl der zu betreuenden unter 3
	   Jährigen steigt)

Ziele	→ Herleiten und Entwickeln
	   geeigneter Lösungsansätze um eine
	   Verbesserung der gesundheitlichen und
	   beruflichen Situation der
	   Personengruppe Erzieher zu generieren.
	   (Verhaltens- und Verhältnisprävention):
	   • Reduktion körperlicher Fehlhal-
	     tung
	   • Unterstützung/ Entlastung bei He-
	     ben und Tragen
	   • Optimierung der Arbeitsabläufe
	   • Evaluation der durchgeführten
	     Maßnahmen

Projektaufbau und Ablauf/ Methoden	→ Selektion repräsentativer Einrichtungen
	   mit Hilfe einer strukturierten
	   Verfahrensweise und der Definition/
	   Festlegen diverser Auswahlkriterien
	→ Sechs Einrichtungen wurden als Pilot
	   für ein Interventionskonzept bestimmt.
	→ Objektive und Subjektive Belastungen
	   wurden mit Hilfe verschiedener
	   Messungen, Tätigkeitsaufschreibung,
	   Befragungen und Literaturrecherche
	   erfasst.
	→ Interventionsmaßnahmen (Ableitung
	   von Messergebnissen): Spielen, Essen
	   Pflege und Schlafen
	→ Signifikante Interventionsmaßnahmen
	   (sortiert nach absteigender Priorität):
	   Relevanz des Defizits im Arbeitsalltag
	   (im Hinblick auf Dauer, Höhe oder
	   Belastung), Belastungsoptimierung
	   (Gesundheit und Ergonomie), Kosten

	und Akzeptanz durch die Beschäftigten als wesentliche Kriterien als auch Vereinbarkeit mit dem pädagogischen Konzept, Berücksichtigung der räumlichen Verhältnisse und Übertragbarkeit.
Projektevaluation/ Ergebnisse	→ Ungünstige/ unvorteilhafte Höhen im Sitzen und Stehen auf Grund nicht erwachsenengerechtes Mobiliar für Kinder (z.B. Betten), nicht körpermaßgerechte Gestaltung (Essens-, Spielsituation, Vorbereitung, Reinigung, Körperpflege, Anziehen) führt zu ungünstigen Körperhaltungen oder Heben und Tragen (z.B. fehlende Aufstiegshilfen) → Doppelnutzung von Räumlichkeiten (z.B. Gruppenraum auch Essensraum), dadurch Handhabung von Lasten → Ungeeignete Transportmittel → Diskrepanz zwischen pädagogischem Verständnis und gesundheitsgerechtem Verhalten → Zwangshaltung, Heben und Tragen → Fehlender Tätigkeits-/ Belastungswechsel → Ungünstige Arbeitsabläufe → Zeitdruck → Lärm **Lösungsansätze:** → Ungünstige Körperhaltungen/ Zwangshaltungen reduzieren, Kinder sitzen auf der Höhe der Erzieher/- innen; Erzieher/- innen sitzen auf der Höhe der Kinder mit Einsatz geeigneten Mobiliars, „Steharbeitsplätze für Kinder; Anthropometrische Gestaltung; angepasste Maße bei Betten, Waschgelenheiten, Wickeltische; organisatorische Maßnahmen zur Förderung eines Belastungswechsels („job rotation"); verhaltensergonomische Schulungen → Mögliche Ansätze zur Entlastung beim Heben und Tragen: • angemessenes/angepasstes Mobiliar ermöglicht mehr Eigenleistung der Kinder (z.B. Wickeltische mit Treppe, Tritthockerelemente)

	• Reduktion des Gewichtes des Mobiliars (z.B. Betten) • Organisatorische Maßnahmen zur Förderung eines Belastungswechsels („job rotation") • Anschaffung von Hilfsmitteln • Verhaltensergonomische Schulungen **Mögliche Ansätze zur Optimierung ungünstiger Arbeitsabläufe:** → Arbeitsorganisatorische Maßnahmen („job rotation") → Mehr Eigenleistung der Kinder Die oben genannten Ansätze wurden in einem sogenannten Basiskatalog festgehalten und anschließend in den 6 Piloteneinrichtungen umgesetzt. Mindestens 90% der Anwender/- innen empfanden die Maßnahmen als hilfreich und nützlich. Auf Grund entsprechender Nachmessungen und der Ergebnisse der Befragung, konnte die Wirksamkeit erfolgreich belegt werden .
Schlussfolgerung für die Praxis	→ Akzeptanz und Wirkungsgrad stehen in Abhängigkeit von einer genau geplanten Lösung unter Berücksichtigung des pädagogischen Konzepts der jeweiligen Einrichtung. → Als Schlüsselfunktion sollten Einbindungen und Sensibilisierung des Personals durch Workshops und Schulungen frühzeitig beginnen. ➤ Folge dieses Ansatzes war ein klares Umdenken bezüglich des persönlichen Gesundheitsverhalten am Arbeitsplatz → Der erstellte Katalog kann als Ableitung für anderer Einrichtungen dienen, ist allerdings nicht ausreichend.

Die oben beschriebenen Methoden und Inhalte des Modellprojektes sind für das gewählte Setting geeignet, da gesundheitliche Probleme wie Rückenschmerzen und deren Hauptursachen konkret analysiert wurden. Auf Grund von Befragungen konnten objektive und subjektive Belastungsdaten gesammelt und ausgewertet werden um anschließend passende Lösungsansätze zu erstellen.

4 Literaturverzeichnis

Albrecht, R., Böhm, H., Craes, U., Franke, P., Gruhne, B., Klimke-Neumann, G. et al. (2008). Handbuch für Kita-Träger und Kita-Leitungen. *Erzieherinnengesundheit,* 1-3.

Barmer, G. E. K. (2014). Gesundheitsreport 2014: Psychische Gesundheit im Erwerbsleben. *Online veröffentlicht unter: https://firmenangebote. barmer-gek. de/barmer/web/Portale/Firmenangebote/Gesund heitsangebote-fuer-Beschaeftigte/Gesundheit-im-Unternehmen/Gesundheitsfakten/Gesundheits report/Gesundheitsreport-2015. html (Aufgerufen am 10.02. 2016).*

Bergmann, Dr. E. et al. (2008). *Lebensphasenspezifische Gesundheit von Kindern und Jugendlichen in Deutschland – Ergebnisse des nationalen Kinder- und Jugendgesundheitssurveys (KiGGS)* (Beiträge zur Gesundheitsberichterstattung des Bundes). Berlin: Robert-Koch-Institut. Zugriff am 23.12.2016. Verfügbar unter https://www.rki.de/DE/Content/Gesundheitsmonitoring/Gesundheitsberichterstattung/ GBEDownloadsB/KiGGS_SVR.pdf?__blob=publicationFile

Buhse, M. (2014). Kinderbetreuung – Erzieher verzweifelt gesucht. *Zeit online.* Zugriff am 23.12.2016. Verfügbar unter http://www.zeit.de/wirtschaft/2014-05/kinderbetreuung-fachkraeftemangel

Grobe, T. G., Dörning, H., & Schwartz, F. W. (2013). Barmer GEK Arztreport 2011. *St. Augustin: Asgard-Verlag.*

Krankenkasse, T. (2013). Gesundheitsreport 2013. *Veröffentlichungen zum Betrieblichen Gesundheitsmanagement der TK, Bd,* 28.

Kurth, B. M., Kamtsiuris, P., Hölling, H., Schlaud, M., Dölle, R., Ellert, U., ... & Neuhauser, H. (2008). The challenge of comprehensively mapping children's health in a nation-wide health survey: design of the German KiGGS-Study. *BMC Public health, 8*(1), 196.

Mauz, E., Schumann, M., Viernickel, S. & Voss, A. (2014). Strukturelle Rahmenbedingungen in Kindertageseinrichtungen und die Gesundheit und Arbeitsfähigkeit von pädagogischen Fachkräften. *Das Gesundheitswesen, 76* (A109), 1-5.

Mauz, E., Schumann, M., Viernickel, S. & Voss. (2014). Gesundheit am Arbeitsplatz Kita. *Prävention in NRW,* 12-19.

Pott, E. (2002). *Zentrale Gesundheitsprobleme im Kindesalter und Entwicklung von Interventionsstrategien.* (Bundeszentrale für gesundheitliche Aufklärung (BZgA), Hrsg.) („früh übt sich…" – Gesundheitsförderung im Kindergarten. Impulse, Aspekte und Praxismodelle. Dokumentation einer Expertentagung der BZgA vom 14. Bis 15. Juni 2000 in Bad Honnef.), Köln.

Robert-Koch-Institut (RKI) (Hrsg.). (2011). *Daten und Fakten: Ergebnisse der Studie „Gesundheit in Deutschland aktuell 2009"* (Beiträge zur Gesundheitsberichtserstattung des Bundes). Berlin: Robert-Koch-Institut. Zugriff am 23.12.2016. Verfügbar unter http://www.rki.de/DE/Content/Gesundheitsmonitoring/Gesundheitsberichterstattung/GB EDownloadsB/GEDA09.pdf?__blob=publicationFile

Saß, A.-C., Poethko-Müller, C. & Rommel, A. (2014). Das Unfallgeschehen im Kindes- und Jugendalter – Aktuelle Prävalenzen, Determinanten und Zeitvergleich. Ergebnisse der KiGGS-Studie – Erste Folgebefragung (KiGGS Welle 1). *Bundesgesundheitsblatt, Gesundheitsforschung, Gesundheitsschutz, 57* (7), 789 – 797.

Sinn-Behrendt, A., Bopp, V., Sica, L., Bruder, R., Ellegast, R. & Burford, E.M. (2014). *Gestaltung der Arbeitswelt der Zukunft – Interventionskonzept zur Reduzierung der physischen Belastung am Arbeitsplatz „Kindertagesstätte"* (Bericht zum 60. Kongress der Gesellschaft für Arbeitswissenschaft vom 12. – 14. März 2014). München: Gesellschaft für Arbeitswissenschaft. Zugriff am 23.12.2016. Verfügbar unter http://www.dguv.de/medien/ifa/de/pub/grl/pdf/2014_053.pdf

5 Abbildungs- und Tabellenverzeichnis

5.1 Tabellenverzeichnis

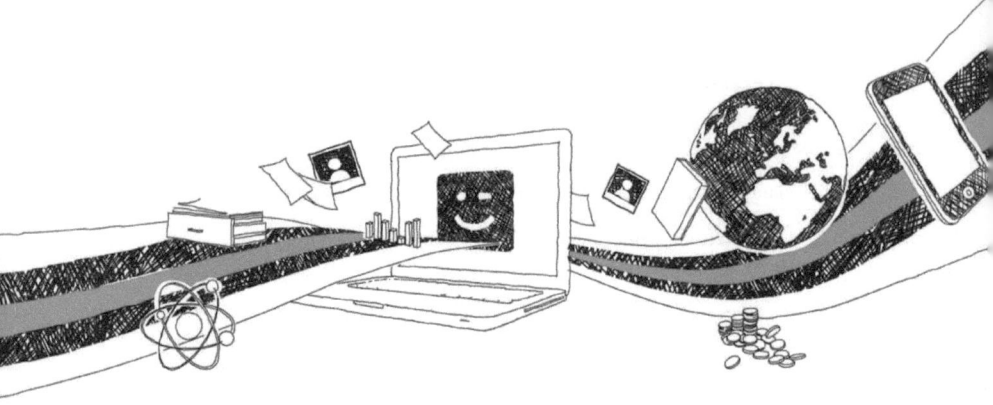
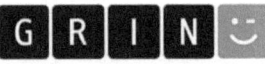